Allenamento neuroatletico per principianti

Maggiore coordinazione, mobilità e concentrazione grazie al miglioramento della neuroatletica - incl. piano di 10 settimane

Sebastian Borchert

CONTENUTO

Cosa può aspettarsi da questo libro

Sente che i suoi progressi nell'allenamento sono stagnanti? È alla ricerca di nuovi stimoli che possano giovare al suo corpo e alla sua mente? Vuole tornare a praticare il suo sport dopo un infortunio o sta iniziando a cercare l'attività giusta per lei e vuole costruire una routine ottimale?

Che si tratti di un atleta professionista o di un dilettante: l'allenamento neuroatletico è adatto a tutti ed è in grado di sostenere immensamente i progressi di ogni individuo. Questo ha creato una prospettiva completamente nuova sulle cause del successo atletico e sul massimo sfruttamento del proprio potenziale, dopo le anticipazioni di alcuni scienziati dello sport di qualche anno fa. Il grande vantaggio: non c'è il rischio di lesioni e non ci si deve preoccupare di commettere errori.

Ma non si tratta solo del puro miglioramento delle prestazioni nello sport, ma anche di aspetti di cui abbiamo bisogno ogni giorno nella vita quotidiana: Coordinazione, flessibilità, concentrazione. Imparerà anche a eseguire i movimenti in modo più consapevole e quindi a prevenire o alleviare il dolore.

Si immerga nel mondo delle neuroscienze, impari come funziona il nostro cervello e perché siamo in grado di muoverci nel modo in cui lo facciamo. Esistono numerosi esercizi che la metteranno alla prova, ma sono altrettanto divertenti e la aiuteranno a portare il suo allenamento a un nuovo livello. Il piano di 10 settimane incluso nel libro la guiderà e le mostrerà come anche lei può trarre beneficio dall'allenamento neuroatletico - senza un allenatore. Cosa sta aspettando? Inizi a promuovere il suo cervello in modo più mirato: il suo corpo la ringrazierà.

Che cos'è l'allenamento neuroatletico?

La visione classica del progresso atletico è probabilmente familiare a tutti: Esponiamo il nostro corpo a determinati stimoli e sequenze di movimenti, li ripetiamo regolarmente e poi aumentiamo continuamente per poter mantenere il livello e migliorare un po' alla volta. Se poi ci guardiamo allo specchio, vediamo i progressi e notiamo la nostra nuova forza, di solito abbiamo in mente i nostri muscoli, articolazioni e tendini tesi, quando pensiamo a come siamo riusciti a raggiungere questo risultato in primo luogo.

Ma spesso dimentichiamo un fattore importante: il nostro sistema nervoso, con il cervello come centro di controllo. Questo controlla ogni singolo movimento che eseguiamo. Purtroppo, questo significa anche che gran parte del nostro allenamento dipende da esso: Il cervello valuta ogni situazione in base al fatto che possa essere pericolosa o meno per noi.

Quindi, se il nostro sistema nervoso fornisce al cervello informazioni imprecise o addirittura troppo scarse, avvia automaticamente movimenti più cauti, perché ipotizza una possibile minaccia. Riduce l'output delle prestazioni per evitare lesioni. Tuttavia, poiché non siamo consapevoli di questo processo di valutazione e quindi non possiamo controllarlo, possiamo inconsciamente ostacolarci - indipendentemente dal fatto che stiamo scendendo un pendio ripido con lo snowboard o facendo degli esercizi di stretching sul nostro tappetino di yoga a casa. Si può pensare che sia simile ai dispositivi tecnici: L'hardware (in questo caso il nostro corpo) può essere stabile e robusto, ma se il software ha dei punti deboli e si blocca o non esegue correttamente i comandi, ci dà molto fastidio.

Ed è proprio questa debolezza che l'allenamento neuroatletico affronta. Si basa principalmente sulle scoperte delle neuroscienze e consente di influire in modo mirato sul nostro sistema nervoso, affrontando e promuovendo le tre istanze che controllano il movimento. Di conseguenza, sono in grado di raccogliere e trasmettere informazioni di qualità superiore, in modo che il cervello possa riconoscere con sicurezza quando siamo al sicuro e quindi utilizzare tutta la nostra forza. Ora non interverrà più come precauzione, ma la aiuterà a eseguire i movimenti desiderati in modo più sicuro e con maggiore concentrazione.

Soprattutto in seguito a un precedente infortunio, l'allenamento neuroatletico è di grande importanza, in quanto può aiutarla a liberare i blocchi inconsci e a recuperare la sua vecchia forza. Il suo cervello vuole fare tutto ciò che è in suo potere per evitare di subire altre lesioni in futuro come conseguenza di questo evento doloroso, quindi adotterà precauzioni di sicurezza molto più elevate quando ricomincerà a fare sport. Superare questi problemi è difficilmente possibile senza allenare il nostro sistema nervoso. L'idea è quella di bypassare questo meccanismo protettivo automatico utilizzando esercizi neurologici per spegnere temporaneamente la particolare area del cervello che inviava questo stimolo spiacevole durante il movimento precedentemente associato al dolore. L'esercizio viene poi ripetuto in modo indolore e, soprattutto, lento, per abituare il cervello al fatto che questo movimento non rappresenta più un pericolo per il corpo.

Prima che questo processo sia completo, tuttavia, di solito è necessario completare 80 ore di allenamento. La neuroatletica deve quindi essere eseguita regolarmente e per un lungo periodo di tempo.

L'allenamento neuroatletico (noto anche come Neuro Athletic Training, o NAT in breve) è stato plasmato in modo significativo dallo scienziato e allenatore sportivo Lars Lienhard, che persegue questo approccio di allenamento dal 2010 e lo ha fatto conoscere in tutta Europa. In questo modo, riprende gli approcci del Dr. Eric Cobb, esperto di neuroatletica, che già si concentra sulla formazione e sulle terapie neurocentriche con il suo programma "Z-Health". La Z sta per la parola russa "zdorovje", che significa salute. Cobb ha incorporato molti approcci e tecniche diverse in questo concetto di formazione, ma probabilmente l'idea più significativa alla base è la considerazione dell'effetto fisiologico della paura sul nostro corpo. Questo ci riporta alla domanda che influenza tutto: *"Questa situazione potrebbe essere pericolosa per me, se non minacciare la mia vita, o sono al sicuro?"*.

Lienhard ha già utilizzato NAT per allenare diversi atleti di alto livello in modo estremamente efficace, ad esempio ha allenato la squadra nazionale tedesca alla Coppa del Mondo in Brasile nel 2014 o gli atleti tedeschi di atletica leggera alle Olimpiadi estive del 2016. Anche la velocista di successo Gina Lückenkemper beneficia delle unità NAT.

Ciò illustra l'efficacia di questo approccio di allenamento ancora nuovo. Contrariamente alle difficoltà iniziali nel farlo accettare e riconoscere nella visione radicata del mondo dello sport, Lienhard ha avuto un tale successo che è riuscito a portare anche gli atleti più allenati a un livello completamente nuovo. Chi avrebbe mai immaginato in anticipo gli effetti di questi piccoli esercizi, a volte apparentemente strani?

Vediamo un esempio: Un uomo di mezza età si allena regolarmente con il peso corporeo e sa quale forma deve mantenere durante determinati esercizi per eseguire il movimento in modo pulito. Tuttavia, si accorge che continua a scivolare in posture sbagliate perché manca di stabilità. Ora si chiede cosa può fare per allenarsi in modo più sano ed efficace. Se chiedesse consiglio a diversi allenatori o fisioterapisti, molti gli consiglierebbero sicuramente di incorporare l'allenamento di stabilità nella sua routine e di sviluppare meglio i muscoli profondi. Ad esempio, gli appoggi sull'avambraccio, gli affondi o gli equilibri in piedi potrebbero essere inseriti nel programma giornaliero per rafforzare soprattutto il core. Ma questi esercizi si concentrano ancora una volta sui muscoli. Se ora guardiamo al problema dell'instabilità nel contesto dell'allenamento neuroatletico, nella pratica emergono approcci completamente nuovi alle soluzioni: gli allenatori farebbero sbuffare il nostro atleta dilettante, ad esempio.

Ciò che all'inizio sembra molto bizzarro ha un fondamento molto semplice: se tiene una narice chiusa, poi annusa e cerca di aspirare quanta più aria possibile, attiva una certa area del cervello. Quest'area controlla la testa, gli occhi e la colonna vertebrale e ci permette di eseguire movimenti più stabili e sicuri quando viene utilizzata attivamente.

E questo era solo un esempio tra tanti. Per quasi tutti i problemi che si presentano durante l'allenamento individuale - indipendentemente dal tipo di sport o di esercizio praticato - può trovare almeno un esercizio NAT che la aiuti a superarli. Anche se ritiene di aver provato tutto ciò che era umanamente possibile e di non aver ancora ottenuto alcun miglioramento significativo. In definitiva, tutto si riconduce a un principio: se nel cervello si verificano processi difettosi o migliorabili, non si possono fare molti progressi a livello fisico, per quanto ci si impegni. Fortunatamente, questo vale per ogni persona, ed è per questo che tutti possono trarre beneficio dall'allenamento neuroatletico. Quindi non si lasci scoraggiare se non ne ha mai sentito parlare prima e ora legge che viene utilizzato sempre di più nello sport professionistico - c'è sempre un margine di miglioramento, dopo tutto, anche tra gli atleti.

Hanno un approccio completamente diverso all'allenamento, sono accompagnati da esperti e gli esercizi sono perfettamente adattati ai requisiti del rispettivo sport e al proprio profilo neurologico unico. Ma poiché i compiti sono molto vari e, soprattutto, facili da applicare, c'è anche qualcosa per i suoi progressi. E la cosa positiva è che non c'è alcun rischio per lei. A differenza, ad esempio, dei deadlift, dove può procurarsi lesioni estremamente dolorose alla schiena se li esegue in modo scorretto, non può sbagliare nulla con il NAT, dove può anche? Annusare o fare esercizi in cui si tiene in equilibrio su un asciugamano o si copre l'occhio non ha mai fatto male a nessuno. Quindi non abbia paura di provarlo, può solo andare a suo vantaggio!

Il ponte tra scienza e sport

Ma prima di parlare della pratica, vediamo prima cosa gli atleti possono imparare dalle neuroscienze.

Si tratta di un'ampia gamma di argomenti che si estende a tutte le scienze naturali: grazie ai diversi metodi, la ricerca scientifica neuro viene condotta in biologia, psicologia, matematica e informatica, tra gli altri. Il denominatore comune di tutte è la ricerca sulla struttura e sul funzionamento dei sistemi nervosi di ogni tipo. Si studia quindi il loro ruolo in tutti i processi vitali degli organismi biologici e come questi possano essere riprodotti e anche imitati (tra l'altro attraverso la tecnologia).

I compiti del nostro sistema nervoso umano possono essere suddivisi grossomodo in tre aspetti:

1. Mettendo insieme le informazioni provenienti da tutti i nostri sensi, questo include tutte le influenze interne ed esterne.

2. Questi aspetti devono essere considerati in modo aggregato, soprattutto in termini di possibilità che la situazione particolare minacci o meno la nostra sopravvivenza e la nostra sicurezza.

3. A seconda della risposta, si deve prendere una decisione per l'azione. Questo di solito si traduce nell'esecuzione di movimenti.

Un esempio: Il suo corpo rileva che il cosiddetto centro della fame nell'ipotalamo sta rilasciando ormoni e che la glicemia si sta abbassando. Ora valuta questo sviluppo come fame e segnala al corpo che è il momento di mangiare di nuovo. Se la situazione è ormai sicura e non c'è alcuna minaccia apparente nel suo ambiente, prende la decisione di mangiare. Di conseguenza, si reca in una fonte di cibo, ad esempio la cucina di casa, e lì esegue i movimenti necessari: Disporre il cibo precotto su un piatto, riscaldarlo nel microonde, prendere il piatto, portare la forchetta completamente carica alla bocca e infine mangiare.

I campi di ricerca delle neuroscienze che si occupano specificamente del funzionamento del cervello dei primati, cioè delle scimmie e degli esseri umani, sono generalmente definiti ricerca sul cervello. Anche la formazione neuroatletica si basa su questo.

Il fascino del funzionamento del cervello umano risale a più di 5000 anni fa. Alcuni reperti in Egitto dimostrano che sono stati eseguiti interventi chirurgici sul sistema nervoso centrale, che si sperava potessero fornire risposte alle molte domande senza risposta dell'epoca. Oltre alla ricerca di base stessa, la ricerca sul cervello viene condotta anche da altri punti di vista: per conoscere le cause e le possibili cure di malattie nervose come il Parkinson e la demenza, per comprendere i processi neuronali nella nostra percezione o anche per lo sviluppo delle emozioni. Vengono affrontati anche fenomeni filosofici come il concetto di coscienza.

Il nostro cervello è una piccola meraviglia, composta da circa 100 miliardi di cellule nervose, i cosiddetti neuroni. Questi sono in costante scambio tra loro e inviano informazioni attraverso più di 100 mila miliardi di sinapsi alle aree cerebrali responsabili. Come un centro di comando, controlla ogni singolo aspetto della nostra esistenza: i processi subconsci come la respirazione o il battito delle palpebre, la formazione dei nostri tratti caratteriali individuali o persino la gestione delle circostanze esterne del nostro ambiente. Siamo in grado di orientarci, di comunicare con altre persone in diverse lingue e di adattarci a diverse circostanze.

Sebbene la ricerca sul cervello sia in corso da secoli, negli ultimi anni sono stati compiuti progressi significativi. Ciò è stato ottenuto in gran parte grazie a due fattori: da un lato, la conoscenza sempre più approfondita dei processi biologici molecolari e, dall'altro, l'ulteriore sviluppo di tecniche di imaging come la TAC o la risonanza magnetica. Queste consentono agli scienziati di misurare i processi cerebrali sulla base dell'aumento del flusso sanguigno in determinate aree e della maggiore attività metabolica, per poi rappresentarli tridimensionalmente al computer. Poiché il cervello può essere osservato dal vivo mentre pensa, si possono trarre conclusioni su come funziona, ad esempio, il controllo dei movimenti o l'uso del nostro linguaggio. L'enorme sviluppo che rappresenta diventa ancora più chiaro se si considera che la ricerca sul cervello doveva accontentarsi delle informazioni ottenute dall'autopsia di persone decedute e dall'analisi di cervelli morti solo 150 anni fa.

Gli effetti concreti che lo sport ha sul nostro cervello sono già stati oggetto di numerosi studi. Ci aiuta a scaricare lo stress e a prendere fiato dai problemi e dalle preoccupazioni della vita quotidiana. Il nostro cervello è occupato principalmente a concentrarsi sulla corretta esecuzione dei movimenti e, poiché vogliamo ottenere il massimo dall'allenamento, non permettiamo ai pensieri indesiderati di insinuarsi. Le cose più semplici vengono messe a fuoco: quale attrezzo usare, quale esercizio fare dopo, quale percorso seguire per la corsa di oggi, o anche la prossima mossa durante l'allenamento di pallavolo. Questo ci dà l'opportunità di affrontare le sfide mentali con rinnovato vigore dopo la fine dell'allenamento. Quando l'attenzione si sposta dall'esercizio fisico ai nostri problemi quotidiani, possiamo guardarli in modo più distaccato. Se prima era bloccato nella sua mentalità e non vedeva alcuna soluzione, ora può pensare a qualcosa a cui non avrebbe mai pensato prima. Semplicemente perché non riusciva a pensare con chiarezza a causa dello stress - conosce il detto: a volte non si vede il bosco per gli alberi.

Un gruppo di neuroscienziati di Ulm, guidato da Susanna Stroth, ha studiato le ulteriori conseguenze dello sport. Hanno fatto completare a giovani adulti un programma di allenamento di corsa di resistenza della durata di diverse settimane. Il risultato: la memoria visuo-spaziale e la capacità di concentrazione sono state migliorate. Inoltre, la corsa regolare ha avuto un effetto positivo sull'umore dei soggetti.

Tuttavia, questi non sono gli unici benefici dell'esercizio fisico regolare: vengono rilasciati molti ormoni diversi che ci aiutano a controllare il peso, a prevenire le malattie o a costruire i muscoli. Un esempio interessante di un ormone che si rivolge in modo particolare al nostro cervello è il peptide YY, ancora poco conosciuto. Anche se i collegamenti esatti tra l'attività fisica e il suo rilascio non sono ancora del tutto noti, gli studi hanno già dimostrato che l'allenamento di resistenza aumenta in modo significativo i livelli di peptide YY. Questo ha un effetto particolare sulle aree del cervello responsabili del controllo della fame e dell'appetito. Di conseguenza, ci saziamo più velocemente e sentiamo meno fame dopo l'allenamento.

Inoltre, il cervello viene rifornito di ossigeno grazie all'esercizio fisico, che stimola la formazione di nuove cellule cerebrali. La concentrazione, le prestazioni e la memoria migliorano e si previene l'affaticamento. Se facciamo esercizio fisico regolarmente, il cervello si abitua alla migliore circolazione sanguigna nel tempo, che a sua volta favorisce le connessioni tra le cellule. Inoltre, vengono rilasciati gli ormoni della crescita, che agiscono come una cura ringiovanente. La serotonina e la dopamina ci regalano sensazioni di felicità e gratificazione, motivandoci a continuare.

Possiamo quindi concludere che esiste un'interazione positiva tra il cervello e l'attività fisica: il nostro cervello ci permette di muoverci e ci aiuta a farlo in modo ottimale, e l'attività a sua volta mantiene il cervello in forma e ne aumenta le prestazioni. Se iniziamo con l'allenamento neuroatletico, possiamo rafforzare ulteriormente questo effetto, in quanto il cervello viene allenato in modo specifico e non solo come risultato della nostra vita quotidiana.

Le tre istanze di controllo del movimento

La formazione neuroatletica si concentra in particolare sulle tre istanze del nostro sistema nervoso che controllano il movimento: la consapevolezza di sé, il senso dell'equilibrio e gli occhi insieme alla via visiva.

Diamo quindi un'occhiata alle basi delle nostre azioni motorie.

IL SISTEMA PROPRIOCETTIVO

Nei circoli specialistici, l'autopercezione viene definita sistema propriocettivo (dal latino: proprius = proprio, recipere = ricevere). A differenza delle altre due istanze, non è chiaramente localizzabile perché non appartiene a un organo sensoriale specifico. Piuttosto, l'autocoscienza avviene attraverso numerosi recettori (propriocettori) che sono distribuiti in tutto il corpo. Si trovano, ad esempio, nelle capsule articolari, nei tendini, nei muscoli e nei legamenti. Un altro punto di differenziazione è che questo sistema di percezione non riceve ed elabora principalmente impressioni dall'ambiente, ma dall'interno del corpo stesso.

La propriocezione comprende la percezione della posizione del nostro corpo nello spazio, i nostri movimenti, le posizioni delle articolazioni e degli arti e i requisiti necessari per svolgere determinate attività. Anche quando dormiamo, svolge un ruolo importante: altrimenti, non saremmo in grado di valutare la nostra posizione nel letto e, nel peggiore dei casi, cadremmo perché la distanza dal bordo sarebbe troppo piccola.

La percezione di sé può essere suddivisa in quattro aree:

1. **Il senso della posizione**: possiamo percepire dove si trovano i nostri arti anche con gli occhi chiusi o al buio (cioè senza stimoli visivi) e possiamo, ad esempio, portare facilmente la mano destra al ginocchio sinistro.

2. **Il senso di tensione**: possiamo influenzare consapevolmente la nostra tensione muscolare. Questo ci permette, ad esempio, di mantenere la posizione in una verticale, dosando la tensione del corpo in modo tale da non doverci ribaltare in avanti o abbassare. Anche una ruota eseguita con successo è dovuta al senso di tensione.

3. **Il senso della forza**: possiamo stimare quanta forza muscolare deve essere applicata per determinati movimenti. Per esempio, quando apriamo un sacchetto dei nostri dolci preferiti, dobbiamo applicare la giusta quantità di forza tirando l'involucro in modo che si formi un piccolo buco, ma che non si strappi completamente e che cada tutto.

4. **Il senso del movimento**: possiamo determinare la velocità e la direzione dei nostri movimenti anche senza il contatto visivo con i nostri arti, ad esempio quando balliamo.

Si può quindi affermare che questo sistema fornisce continuamente informazioni dettagliate e può funzionare indipendentemente dalle impressioni visive. La grande importanza di questo sistema è mostrata, ad esempio, nel documentario "Il nostro sesto senso segreto", coprodotto da Arte, che si occupa anche dei disturbi della propriocezione. Secondo la loro ricerca, ci sono solo 5 persone al mondo per le quali questo sistema di percezione non funziona. Di conseguenza, non sanno dove si trovano le loro braccia o le loro gambe quando non stanno guardando.

Ogni movimento richiede quindi un alto grado di concentrazione e di attenzione, ma gli infortuni sono inevitabili perché non c'è alcuna sensazione che regoli la regolazione della tensione e l'applicazione della forza. Senza contatto visivo, non sono nemmeno in grado di eseguire movimenti mirati. Prendiamo come esempio la salita di una scala a chiocciola: una persona con un'alterata propriocezione dovrebbe mantenere il piede in vista per poter salire sul gradino successivo. In seguito, lo sguardo dovrà spostarsi sulla mano che si trova sulla ringhiera, in modo da poterla trasportare e fornire una stabilizzazione. Salire i gradini con un movimento fluido e tenersi allo stesso tempo non sarebbe possibile.

Questo illustra molto chiaramente ciò per cui dobbiamo ringraziare la nostra auto-percezione, anche se la maggior parte delle persone non ne è stata consapevole fino ad ora.

L'allenamento mirato dell'autoconsapevolezza è quindi importante per gli atleti agonisti, in quanto promuove la coordinazione dei movimenti e li aiuta ad apprendere e consolidare nuovi meccanismi di reazione. Quanto meglio le informazioni dall'interno del corpo vengono trasmesse al nostro cervello, tanto meglio può essere eseguito il rispettivo movimento. I risultati di questo allenamento sono chiaramente visibili a tutti: ad esempio, i pattinatori professionisti fanno sembrare ogni curva e ogni salto senza sforzo e un gioco da ragazzi, anche se altre persone hanno problemi persino a rimanere in piedi sui pattini.

IL SISTEMA VESTIBOLARE

Ma l'affascinante funzionamento della nostra percezione non sarebbe nulla senza il nostro sistema vestibolare (latino vestibulum = atrio, greco systema = compilazione) - il senso dell'equilibrio. A cosa serve sapere dove siamo e come muoverci se non abbiamo equilibrio e non riusciamo a camminare dritti, per non parlare di stare in piedi?

Questo sistema si trova nell'orecchio interno ed è situato nel cosiddetto osso petroso. Ogni orecchio ha quindi un organo dell'equilibrio, che a sua volta ha cinque componenti fondamentali:

• Gli **organi maculari** sacculus e utriculus sono responsabili dell'elaborazione dei movimenti lineari della testa, cioè avanti/indietro, su/giù, sinistra/destra. Ciò avviene registrando i cambiamenti di velocità nella rispettiva direzione, anche se questi non devono essere innescati dai movimenti della testa. Come è noto, li registriamo anche quando siamo in un ascensore in movimento, ad esempio, o quando acceleriamo alla guida di un'auto.

• Le **tre arcate** (anteriore, posteriore e orizzontale), a loro volta, integrano queste informazioni con movimenti di rotazione che coprono ogni possibile angolo in cui possiamo muovere la testa. Un esempio di stimolazione esterna attraverso un cambiamento di velocità è una giostra in cui si ruota in cerchio.

Questo porta alla conclusione che il nostro sistema vestibolare reagisce alle accelerazioni della testa in una certa direzione. Ciò consente anche reazioni protettive, poiché, ad esempio, in caso di caduta, in cui la testa si muove rapidamente verso il basso, i muscoli si tendono di riflesso poco prima dell'impatto. Il corpo viene così ammortizzato e le lesioni vengono evitate il più possibile.

Inoltre, è anche responsabile della stabilizzazione delle informazioni sulle immagini che vengono trasmesse al cervello attraverso gli occhi. Per esempio, quando camminiamo in avanti, questo è sempre associato a un movimento della testa verso l'alto e verso il basso - se il nostro sistema vestibolare non funzionasse in modo ottimale, le immagini si confonderebbero davanti ai nostri occhi.

I tre cosiddetti riflessi vestibolari sono responsabili di questi diversi compiti:

1. **Il riflesso vestibolo-spinale**: controlla la nostra postura in risposta ai movimenti della testa e costituisce la base per stare in piedi o camminare senza problemi. Inoltre, stabilizza anche il collo e i muscoli cervicali come supporto per la testa e reagisce con un contromovimento quando il corpo si gira per aiutare a stabilizzare l'asse dello sguardo.

2. **Il riflesso vestibolo-oculare**: fa sì che i nostri occhi si muovano in direzione opposta alla testa, in modo che gli oggetti fissi rimangano nel campo visivo. Dia un'occhiata all'ambiente circostante e poi si concentri su un particolare oggetto. Ora giri la testa in qualsiasi direzione e scoprirà che i suoi occhi non si allontaneranno da quell'oggetto, indipendentemente da dove girerà la testa e dalla velocità (a patto che questo rimanga entro i limiti della ragione, ovviamente). Tuttavia, se nota vertigini, un'immagine sfocata o persino un'andatura instabile quando si muove rapidamente, ciò indica un disturbo di questo riflesso che deve essere trattato.

3. **Il nistagmo vestibolare**: questo riflesso è simile al riflesso vestibolo-oculare appena citato e regola il lento movimento degli occhi in direzione opposta al movimento della testa, per mantenere il nostro campo visivo originale.

Tuttavia, non si tratta della messa a fuoco su un oggetto specifico e fisso, ma della visione generale attraverso lo spazio. Poco prima della deviazione massima, c'è un piccolo movimento correttivo che ci permette di girare ulteriormente la testa. Ora guardi avanti, questo è il campo visivo che vuole mettere a fuoco brevemente. Ruota lentamente la testa da un lato, senza perdere di vista il campo visivo. Noterà che questo diventa sempre più difficile con l'aumentare della rotazione e che gli occhi saltano automaticamente un po' più in là, appena prima di fermarsi, per espandere di nuovo il campo visivo.

Ora, quando si tratta di allenare il nostro equilibrio, probabilmente si pensa prima di tutto a creare una superficie irregolare, un'instabilità mirata alla quale il corpo deve adattarsi. Si utilizzano tavole oscillanti, tappetini o palle. Ma prima di iniziare questi esercizi, bisogna innanzitutto prendere coscienza della causa della mancanza di equilibrio. Questo, come tutti gli altri processi, inizia nel nostro cervello. Questo controlla la nostra capacità di controllo posturale, cioè la capacità di mantenere la postura sotto l'influenza della gravità. Questo controllo si ottiene regolando la tensione muscolare in base ai requisiti corrispondenti in ogni momento, bilanciando così automaticamente il nostro corpo, indipendentemente dal fatto che ci troviamo in una postura statica (cioè in piedi) o in un movimento dinamico.

In questo modo, si crea un equilibrio fluido che bilancia costantemente le forze che agiscono sul corpo: Le forze interne, cioè i nostri movimenti, sono orientate verso le forze esterne, cioè la gravità e altre circostanze, ad esempio la natura del terreno. Il centro di gravità viene spostato di conseguenza ad ogni nuovo movimento, in modo da non dover rinunciare a nessuna libertà di movimento.

Ecco perché la formazione individuale all'equilibrio dovrebbe sempre iniziare con l'ottimizzazione dei nostri processi e funzioni neuronali, prima di concentrarsi principalmente sulle influenze esterne.

IL SISTEMA VISIVO

Ultimo ma non meno importante è il sistema visivo (lat. videre, visum = vedere), che si trova principalmente nei nostri occhi e ci permette di percepire visivamente l'ambiente circostante. Quando vediamo, vengono coinvolte fino a 34 aree del nostro cervello, il che lo rende così importante per il controllo dei nostri movimenti: si presume che tra il 60 e l'80 percento dei nostri progetti di movimento dipendano dalle informazioni che il nostro sistema visivo recepisce ed elabora.

La struttura del sistema completo è molto complessa, poiché comprende tutti i componenti organici e nervosi coinvolti nella ricezione e nell'elaborazione delle impressioni ottiche. Possiamo dividerlo approssimativamente in due componenti:

1. **L'occhio come apparato ottico**. I suoi componenti comprendono, ad esempio, il cristallino, il corpo vitreo e la retina. Qui, la lente focalizza la luce che passa attraverso la cornea e la pupilla e la proietta sul retro dell'occhio. Lì, la retina può generare un'immagine nitida. La retina contiene cellule a bastoncello e a cono che reagiscono a diversi stimoli luminosi. I bastoncelli rilevano le differenze di luminosità e ci permettono di vedere al crepuscolo e di notte e di vedere il

movimento. I coni, invece, sono responsabili della percezione dei colori e ci permettono di vedere l'ambiente circostante in modo nitido.

2. **La parte neurale del** sistema visivo. Le cellule gangliari si trovano nella retina, che a loro volta passano nel nervo ottico. Da qui inizia la trasmissione delle informazioni attraverso la via visiva: il nervo dirige prima i dati verso il cervello, dove vengono poi elaborati ulteriormente nella corteccia visiva e in parti della corteccia cerebrale. Alcune delle cellule nervose della nostra retina terminano nella ghiandola pituitaria, dove vengono regolati i riflessi dei nostri occhi, ad esempio la dilatazione della pupilla a seconda dell'incidenza della luce. Gli altri cordoni nervosi si incrociano, quindi questo significa che le informazioni provenienti dall'occhio sinistro vengono elaborate nell'emisfero destro del cervello e viceversa.

Molti processi diversi sono responsabili della qualità di queste informazioni elaborate, che a loro volta dipendono in larga misura dalla natura neurologica dei nostri occhi, dei nervi e, in ultima analisi, delle altre due entità che controllano il movimento: Questi includono, ad esempio, la funzionalità del nostro sistema di equilibrio (soprattutto il riflesso vestibolo-oculare), la coordinazione dei 12 muscoli oculari da parte del cervelletto e la qualità neuromeccanica del nostro nervo ottico.

Ma la grande importanza del nostro sistema visivo può avere anche degli svantaggi altrettanto grandi, il che è particolarmente evidente negli atleti agonisti: il nostro cervello, come ha già imparato, deve fare una valutazione del pericolo in ogni situazione. Questo avviene in gran parte attraverso gli stimoli visivi, che sono la connessione più diretta e significativa tra il nostro cervello e l'ambiente. Per fare questo, ha bisogno di un numero di informazioni il più elevato possibile e di alta qualità. Se la ricezione o la trasmissione degli stimoli è anche solo leggermente disturbata, ciò può avere conseguenze di vasta portata: Il cervello non può più fare questa previsione in modo affidabile, le sue prestazioni sono interrotte.

Per contrastare questo problema, è fondamentale controllare i nostri occhi - tuttavia, non è sufficiente andare regolarmente dal medico e farsi controllare la vista. Un allenamento oculistico mirato è necessario anche perché, oltre alla semplice capacità di valutare l'ambiente che ci circonda, ci aiuta anche a farlo il più rapidamente possibile e quindi a reagire in modo

ottimale. Un sistema visivo ben sviluppato è particolarmente importante negli sport di squadra: ad esempio,
quando corrono, i calciatori devono tenere d'occhio
l'ambiente circostante e gli altri giocatori allo stesso
tempo, per poter decidere a chi passare la palla succes-
sivamente o se è più sensato cercare di segnare un gol
da soli. Non possono pensare a lungo, perché alcune
decisioni devono essere prese in una frazione di secondo per ottenere il miglior risultato possibile per la
squadra.

L'allenamento oculare dovrebbe quindi ottenere i
seguenti risultati negli atleti:

• movimenti oculari ben controllati,

• una sintonia ottimale con la propriocezione: l'atleta
deve essere in grado di valutare con sicurezza la sua
posizione nello spazio e la relazione di profondità con
gli oggetti del suo ambiente.

• Chiarezza visiva e

• una buona percezione periferica, ossia la capacità di
riconoscere le cose che si trovano ai margini del nostro
campo visivo.

Quest'ultima fornisce impressioni leggermente dis-
torte e un'acutezza visiva inferiore, ma i movimenti
vengono percepiti in modo molto più efficiente. Se
qualcosa o qualcuno appare all'improvviso ai margini

del nostro campo visivo, questa nuova informazione ha la priorità sulle impressioni che si trovano direttamente davanti a noi e su cui concentriamo la nostra attenzione. Si presume che il 98% delle nostre informazioni visive sia sfocato, ossia avvenga ai margini del nostro campo visivo. Questo ha origine nell'evoluzione, in quanto i nostri antenati vivevano in costante pericolo. Poiché il nostro campo visivo nitido copre solo una piccola parte dell'ambiente circostante, era particolarmente importante essere in grado di notare le cose che non accadevano direttamente davanti a noi. Senza la visione periferica, molte situazioni avrebbero significato morte certa, poiché un nemico in avvicinamento non sarebbe stato visto in tempo. Nel frattempo, le condizioni di vita sono cambiate completamente, ma questa capacità è ancora essenziale per la nostra sicurezza.

Interessante è anche l'implementazione dell'allenamento visivo per i portatori di occhiali. Si raccomanda di farlo senza occhiali, poiché questi ultimi comportano sempre una restrizione visiva. Gli occhiali dividono il nostro campo visivo in nitido e (significativamente) sfocato quando guardiamo oltre i bordi. Poiché questo ci disturba, cerchiamo di evitarlo e di girare la testa nella direzione desiderata per poter vedere tutto in modo nitido. Tuttavia, il risultato è che usiamo meno i muscoli oculari, che diventano più deboli e più difficili da coordinare. Questo può influire anche sulla nostra postura e sulla qualità dei nostri movimenti. Le persone che portano gli occhiali, quindi, dovrebbero in genere ricorrere sempre all'allenamento oculistico, in modo da poter continuare a beneficiare dei loro occhi nonostante la loro scarsa visione e non peggiorare ulteriormente la situazione - indipendentemente dal fatto che siano atleti o meno. Può anche utilizzare le lenti a contatto per sfruttare appieno il suo campo visivo. Tuttavia, se queste non sono un'opzione per lei e se è troppo limitato per allenarsi senza ausili visivi, allora indossi gli occhiali. Dopotutto, un allenamento limitato è meglio di nessun allenamento.

In sintesi, ognuna delle tre istanze svolge un lavoro impressionante e getta le basi per l'esperienza quotidiana e l'esplorazione del nostro ambiente. Tuttavia, esse dipendono sempre dalla cooperazione delle altre: Si può pensare a ciascuna istanza come a una ruota dentata. Sebbene siano mature e funzionali da sole, sono in grado di girare correttamente e di dispiegare il loro pieno effetto solo quando sono collegate tra loro.

Il focus della formazione neuroatletica non dovrebbe quindi essere solo su un particolare problema o sistema, che potrebbe richiedere un'attenzione speciale. Piuttosto, tutte le istanze devono essere considerate e allenate in modo che possano promuoversi reciprocamente.

Non dimentichi di riscaldarsi

Ora che ha imparato molto sulla struttura e sul funzionamento del nostro sistema nervoso, è il momento di metterlo in pratica.

Anche se si sta allenando "solo" il cervello e non è necessario riscaldarsi con esercizi di stretching dinamico, corsa libera o serie di riscaldamento con pesi più leggeri, è consigliabile preparare anche il cervello per l'allenamento imminente. Il nostro cervello e la nostra mente devono essere ricettivi e in grado di lavorare in modo concentrato. Tuttavia, se ha regolarmente la testa piena e i suoi pensieri corrono da un problema all'altro, è necessario innanzitutto concentrarsi su questo e trovare una soluzione. Se la bolletta dell'elettricità è già stata pagata, se l'auto deve essere sottoposta di nuovo alla revisione o quando potrà rivedere i suoi amici nonostante i suoi impegni, sono aspetti importanti della sua vita che non può semplicemente mettere in secondo piano, ma deve fare in modo che queste domande non la occupino costantemente e non le impediscano di rilassarsi di tanto in tanto. Il rilassamento mentale è molto importante per il suo allenamento, in quanto vuole concentrarsi sulla corretta esecuzione degli esercizi per ottenere i risultati desiderati.

Per aiutarla in questo processo mirato e temporaneo di abbandono dei suoi problemi, ora vedremo alcuni consigli che si rivolgono principalmente ai due aspetti seguenti: La sua salute mentale e la salute fisiologica del suo cervello come organo.

Tuttavia, la salute mentale non è solo l'assenza di un disturbo mentale, ma anche lo stato di benessere generale. Oltre allo sport, ci sono altri modi per promuoverla. Alcuni esempi di questi:

1. **Scriva i suoi pensieri**. Questo può essere fatto in un diario, in un blog o anche tramite la funzione note del suo telefono. Da un lato, non corre il rischio di

dimenticare pensieri importanti o promettenti nel trambusto della vita quotidiana, e dall'altro, sostiene anche il cervello, perché scrivendoli gli dà un segnale che questa particolare cosa è importante. In particolare, questo impedisce che venga inavvertitamente classificata dal cervello come poco importante e messa in secondo piano, se non addirittura dimenticata. D'ora in poi, potrà organizzare la sua vita quotidiana senza stress e avere tutto ciò che è importante a portata di mano quando è necessario.

2. **Trovi un hobby per far fluire liberamente la sua creatività**. Trascorriamo la maggior parte della nostra giornata con la razionalità e la logica, di solito abbiamo modi di lavorare rigidi e linee guida severe a cui dobbiamo aderire. Questo limita anche il nostro modo di pensare, e con il tempo sviluppiamo una sorta di visione a tunnel. Si conceda regolarmente una pausa da tutto questo e trovi qualcosa che la appaghi: Dipingere un quadro, cantare e ballare, scrivere un racconto. Non deve essere perfetto o necessariamente piacere agli altri, né deve avere un obiettivo. La cosa principale è divertirsi.

3. **Meditare**. Che si tratti di un corso di yoga o di una meditazione seduta in silenzio, noterà gli effetti positivi dopo poco tempo. In questo modo, allena in modo specifico la sua mente a permettere contemporaneamente che il silenzio completo entri nei suoi pensieri e, d'altra parte, a dirigere la sua completa attenzione su una cosa specifica, per esempio il suo respiro o un suono dell'ambiente.

Può fare la meditazione liberamente come desidera o seguirne una guidata in cui viene istruito passo dopo passo. L'unica cosa importante è che lo faccia senza pressioni di tempo e che sia pronto ad aprire la sua mente.

4. **Staccare la spina**. Siamo abituati ad essere costantemente sotto pressione: Il telefono è spesso a portata di mano e, per alcuni, si insinua una sensazione di disagio quando non siamo costantemente raggiungibili. I social media ci accompagnano in ogni momento, perché vogliamo essere connessi e tenere il passo con la vita dei nostri amici o anche delle star che sono fuori dalla nostra portata. Di conseguenza, però, ci confrontiamo sempre più spesso con gli altri, e questo mondo illusorio favorisce la pressione sulle prestazioni e l'invidia. Prenda consapevolmente il tempo per

concentrarsi di nuovo sull'essenziale.

Una volta raggiunto lo scopo della giornata, spenga il cellulare, esca e si goda le bellezze che le sfuggono quando i suoi occhi sono incollati allo schermo. Faccia una passeggiata con i suoi cari e si goda il qui e ora.

5. **Programmate del tempo per voi stessi nella vostra agenda**. Molte persone tendono a pensare prima alle esigenze degli altri e finiscono per perdere tempo. Che si tratti di lavoro o di vita familiare, c'è sempre qualcosa da fare. Ma non dimentichi se stesso in questo trambusto, perché non si vive solo per gli altri. Tutti possono sacrificare almeno 5 minuti al giorno per prendersi cura di se stessi.

Quindi si prenda questo tempo e faccia quello che vuole. Legga un libro, si prenda cura del suo corpo e faccia un lungo bagno, guardi un episodio della sua serie preferita o si sdrai sul divano se ne ha voglia. Questo tempo è completamente suo, quindi non lasci che interferisca o la influenzi.

Quindi si metta alla prova e scopra cosa la aiuta a sentirsi bene.

Ora, per fare qualcosa di buono per il cervello non solo a livello mentale, ma anche a livello fisico, dovrebbe prestare attenzione anche a quanto segue:

● **Sonno sufficiente e di qualità**.

Dormiamo per circa un terzo della nostra vita, per questo non dobbiamo sottovalutare la sua importanza. Il sonno serve principalmente a rigenerare e riparare il nostro cervello. Tuttavia, ciò può avvenire solo durante questo periodo, in quanto il nostro sistema nervoso ne sarebbe sopraffatto quando siamo svegli - dopo tutto, non si può aspettare un treno a tutta velocità nello stesso momento. Quindi, affinché il suo cervello sia in grado di elaborare in modo ottimale tutte le informazioni del giorno precedente e possa iniziare il giorno successivo completamente riposato, dovrebbe cercare di dormire tra le 7 e le 8 ore ogni notte.

Per ottenere il massimo dal suo sonno, deve considerare alcuni aspetti essenziali:

1. Dovrebbe (se possibile) avere un <u>ritmo di sonno regolare</u>, ossia andare sempre a letto più o meno alla stessa ora e alzarsi la mattina successiva. Questo fa sì che il suo corpo si stanchi automaticamente alla stessa ora per abitudine, in preparazione al sonno che verrà. In questo modo, evita di andare a letto e rimanere sveglio per molto tempo.

2. Crei un <u>rituale del sonno personalizzato</u>. Questo assicura pace e relax nel periodo che precede l'andare a letto e la aiuta a trovare la strada per il sonno ancora più facilmente. Può prendere in considerazione le sue preferenze: I rituali del sonno più diffusi includono l'ascolto di musica o la lettura. Tuttavia, deve concentrarsi per non affaticare troppo il suo cervello. Piuttosto, utilizzi suoni o letture leggere e rilassanti. Se è abituato ad addormentarsi con la TV accesa in sottofondo, sarebbe meglio ascoltare un audiolibro o un rumore bianco, suoni di pioggia, ecc. La luce tremolante della TV e il volume a volte fortemente fluttuante potrebbero disturbare il corso delle fasi del sonno.

3. <u>Scrivere le esperienze della giornata</u> può anche aiutarla a rivedere brevemente le impressioni e a concludere con esse.

4. Anche gli <u>esercizi di respirazione e di rilassamento</u> sono molto utili per il processo di addormentamento e, inoltre, aiutano ad allenare la sensibilità alle tensioni del proprio corpo - a volte ci si accorge di aver tenuto in tensione alcuni gruppi muscolari per molto tempo senza rendersene conto (ad esempio, mascella tesa, sopracciglia contratte).

5. Inoltre, si assicuri di <u>non fare attività fisica 2 o 3 ore prima di andare a letto,</u> altrimenti la circolazione e il metabolismo saranno ancora troppo stimolati per spegnersi. Lo stesso orario vale anche per i <u>pasti più abbondanti,</u> perché altrimenti la digestione ancora in corso può disturbare il sonno.

6. Se vuole, può anche provare l'<u>autosuggestione. Si tratta</u> di dire mentalmente a se stessi determinate cose, come ad esempio: "*Sono stanco*", "*Il mio corpo è completamente rilassato*" e "*Sto lasciando andare tutte le tensioni*". Sembra un po' strano, ma funziona a condizione che lei sia veramente convinto di questa affermazione e non ne dubiti o la dica solo come mezzo per raggiungere un fine. Se lo fa con la piena convinzione che ciò che sta dicendo vale davvero per lei, allora sta allenando il suo subconscio. Questa parte della nostra psiche non può essere influenzata o indirizzata direttamente da noi, ma ha una grande influenza sulla nostra vita.

Fa in modo che molti processi si svolgano automaticamente, in modo da non sovraccaricare il nostro cervello (altrimenti dovremmo pensare in modo specifico a ogni singolo battito di ciglia e a ogni respiro, per esempio) e impara nel processo attraverso la ripetizione regolare. Quindi, se si ripete abbastanza spesso di essere rilassato, col tempo il suo subconscio farà in modo che non sia più incline a queste posizioni tese non riconosciute e si rilasserà automaticamente di più. In effetti, sarà in grado di addormentarsi più facilmente.

• **Cibo per il cervello**:

Fornisca al suo cervello una quantità sufficiente di nutrienti importanti e si assicuri di seguire una dieta sana ed equilibrata. Anche in questo caso, ci sono alcuni consigli e determinati alimenti particolarmente efficaci, oltre ad alcune abitudini da evitare.

Questo è particolarmente importante perché oggi molte persone svolgono lavori che non richiedono un'attività fisica intensa, ma piuttosto un'attività mentale. Per molte ore al giorno, bisogna risolvere problemi, ricordare dati importanti ed essere in grado di richiamarli in qualsiasi momento. Spesso ne conseguono stanchezza, mal di testa e scarsa ricettività. Per evitare tutto questo in futuro, dovrebbe sostenere attivamente il suo cervello con un buon apporto di nutrienti.

Se nota che le sue funzioni cerebrali diminuiscono per un breve periodo, ciò è spesso dovuto alla mancanza di oligoelementi come il potassio, il selenio e lo zinco. Può reintegrare queste scorte con pere, noci, aglio o spinaci, ad esempio.

Le noci non sono solo ricche di oligoelementi, ma contengono anche importanti vitamine E e B e acidi grassi insaturi (sani). Questi rafforzano la nostra memoria e la funzione nervosa, e ci fanno anche imparare meglio. Tuttavia, si assicuri di mangiare le noci solo con moderazione, perché sono molto caloriche. Sono ottime come spuntino tra un pasto e l'altro, soprattutto in sostituzione di patatine o gelatine. Anche i broccoli, il pesce, le fragole e l'avocado migliorano la salute del cervello.

Dovremmo anche prestare la stessa attenzione al tipo di cibo che mangiamo e al modo in cui lo mangiamo:

1. <u>Mangiare regolarmente</u>. Mangiare solo pochi pasti abbondanti può farci sentire fiacchi, il corpo deve spendere molte energie per la digestione e abbiamo bisogno di tempo per sentirci di nuovo in forma e in grado di fare le cose. Inoltre, il livello di zucchero nel sangue si abbassa se passa troppo tempo tra un pasto e l'altro. Poiché questo livello deve rimanere il più possibile costante per ottenere prestazioni cerebrali ottimali, dobbiamo fornire al nostro corpo nutrienti anche tra un pasto e l'altro. Sta a lei decidere se suddividere i

pasti in base al suo fabbisogno calorico e consumare cinque pasti invece di tre, oppure se fare degli spuntini sani (soprattutto frutta o verdura).

Le banane sono uno spuntino eccellente perché, oltre a nutrienti importanti come il magnesio, contengono carboidrati complessi che permettono ai nostri livelli di zucchero nel sangue di salire e scendere lentamente. Con i carboidrati semplici, come i dolci ad alto contenuto di zucchero, lo zucchero nel sangue sale e ci dà una spinta energetica a breve termine. Tuttavia, in seguito si abbassa altrettanto rapidamente, causando stanchezza e mancanza di concentrazione.

2. Inoltre, si assicuri di consumare <u>il meno possibile alimenti</u> o pasti <u>elaborati.</u> Una pizza surgelata è deliziosa e veloce da preparare. Soprattutto quando torna a casa dal lavoro dopo una lunga giornata, sembra un'alternativa allettante alla cucina. Tuttavia, le apparenze sono ingannevoli: ad esempio, il "prosciutto" pubblicizzato a grandi lettere sulla confezione spesso è composto solo dal 50 al 90 percento di carne vera. Il resto è costituito da riempimento e acqua. Inoltre, gli alimenti altamente trasformati sono solitamente ricchi di zuccheri, grassi, sale e conservanti. Anche i coloranti e gli stabilizzanti sono spesso presenti nell'elenco degli ingredienti -

dopo tutto, si suppone che il cibo pronto sia ben presentato e abbia un aspetto appetitoso. Tuttavia, questo non solo aggiunge sostanze inutili al suo corpo, ma anche molte più calorie di quelle che avrebbe consumato con un pasto preparato da sé.

3. Tuttavia, se deve essere veloce, può utilizzare la preparazione dei pasti come alternativa alla cottura - in altre parole, può cucinare diversi piatti in anticipo per diversi giorni, in modo da avere sempre a disposizione un pasto completo e doverlo riscaldare solo quando la fame si fa sentire.

Ma ancora una volta, questo richiede molto tempo. Se non si adatta al suo programma, la prossima volta che prepara il suo piatto preferito, perché non ne cucina un po' di più di proposito e lo congela per gustarlo in seguito?

4. Quindi, in generale, cerchi di cucinare di più. Non solo si risparmia, ma è anche divertente e ci sono innumerevoli piatti per ogni livello di esigenza e dieta. In un pasto ideale, i tre macronutrienti proteine, carboidrati e grassi dovrebbero essere bilanciati nel nostro piatto. Circa un terzo dovrebbe essere riempito con una fonte proteica come il pesce o il pollo, prendendo come

riferimento le dimensioni e lo spessore del suo palmo. I restanti due terzi dovrebbero essere riempiti con carboidrati a basso indice glicemico, come quinoa, pasta o pane integrali, verdure e insalata. I grassi possono essere assunti come 1 cucchiaio di olio (olio di oliva, olio di semi di lino o simili) da spalmare sul pasto o aggiungendo avocado o noci.

5. Inoltre, faccia <u>colazione, anche </u>se a volte è difficile da conciliare con il suo ritmo quotidiano individuale. Alcune persone semplicemente non hanno fame al mattino presto. In questo caso, non deve forzarsi a fare una colazione abbondante a base di toast, uova strapazzate e succo di frutta.

Ma se è abituato a bere una tazza di caffè al mattino per iniziare la giornata, perché non consumare uno spuntino leggero, come una macedonia fatta in casa o anche dello yogurt naturale o dello skyr. Questo darà al suo cervello e al resto del corpo l'energia e le prestazioni sufficienti per iniziare la giornata e fare un buon uso del mattino.

Deve anche bere sempre a sufficienza, perché anche un piccolo deficit di liquidi può significare affaticamento e difficoltà di concentrazione. La quantità ottimale al giorno è di 2-2,5 litri; non dovrebbe mai essere inferiore a 1,5 litri. Se ha problemi a raggiungere questa quantità, può essere d'aiuto un promemoria regolare sul cellulare o anche una bottiglia motivazionale. Di solito indicano il numero di millilitri che deve bere a intervalli regolari e l'ora in cui deve aver consumato questa quantità di liquidi. Tuttavia, per quanto possibile, eviti le bevande ad alto contenuto di zucchero, come le bibite, i succhi di frutta o il consumo eccessivo di alcol. La priorità deve essere data all'acqua (con o senza acqua frizzante), ai succhi di frutta molto diluiti o al tè non zuccherato.

Cerchi di integrare al meglio alcuni di questi consigli nella sua vita. Il suo cervello sarà ora più ricettivo ed efficiente, il che costituisce la base ottimale per l'allenamento a venire.

Iniziare

Ora è ben informato e può iniziare con la formazione neuroatletica.

Tuttavia, prima di iniziare gli esercizi veri e propri, è importante avere una panoramica dello stato del suo sistema nervoso. L'allenamento può avere il suo pieno effetto solo se sa dove sono i suoi deficit e da dove deve iniziare per porvi rimedio.

Si ottiene questo risultato attraverso la strategia del "test e retesting". Prima esegue un esercizio di base che osserva in relazione a un determinato aspetto: Può trattarsi, ad esempio, della conversione della forza o del numero di ripetizioni durante l'allenamento della forza, ma anche della mobilità, dell'equilibrio o della concentrazione.

Per esempio, esegua un equilibrio in piedi, quindi stia dritto e si sporga in avanti il più possibile, estendendo entrambe le braccia e una gamba. Cerchi di stare in equilibrio e di mantenere il corpo il più possibile orizzontale. Ora esegua qualsiasi esercizio dell'allenamento neuroatletico. Per esempio, sarebbe una buona idea cercare un punto fisso all'altezza degli occhi, poi fissarlo e dondolare su e giù. In questo modo si sollecita soprattutto il nostro sistema vestibolare, che ora si assume il compito di stabilizzare lo sguardo durante questo movimento di dondolamento. Dopo circa 60 secondi, esegua nuovamente un equilibrio in piedi e valuti la differenza rispetto a prima:

Trova l'esercizio più facile e si sente più stabile, è neutro e non si nota alcun cambiamento, oppure è più difficile? In quest'ultimo caso, il suo sistema nervoso le sta segnalando che ha difficoltà a valutare la situazione e quindi sta passando alla modalità di sicurezza per proteggersi da eventuali lesioni. Si tratta esattamente della limitazione inconscia delle sue prestazioni che abbiamo già trattato in precedenza e che deve essere riconosciuta. Ora ha identificato un punto debole e sa cosa deve allenare soprattutto nelle prossime settimane.

La cosa più importante è non aspettare molto dopo aver eseguito l'esercizio neuroatletico prima di eseguire l'esercizio di prova. Il nostro sistema nervoso reagisce immediatamente a queste nuove informazioni e i risultati si vedono subito, a differenza dell'esercizio fisico convenzionale. Aspettare, quindi, non farebbe altro che falsare i risultati. Ma non si entusiasmi troppo per i risultati rapidi, è necessario un allenamento regolare per ottenere un miglioramento a lungo termine. Consigliamo 20-30 minuti di allenamento neuroatletico intensivo al giorno. Tuttavia, se il suo sistema nervoso è inizialmente sopraffatto da queste numerose influenze aggiuntive e si sente poco bene, è meglio suddividere il tempo in 4-6 unità più piccole di 5 minuti ciascuna, da completare nel corso della giornata.

Dovrebbe anche osservare questi principi:

• I nostri sistemi di controllo del movimento sono così strettamente interconnessi che un esercizio li allena automaticamente tutti, anche se il focus è sul senso dell'equilibrio, per esempio. Tuttavia, sono soggetti a una gerarchia attraverso la loro rispettiva partecipazione alla raccolta e alla formazione delle informazioni:

Il sistema visivo è in cima, seguito dal sistema vestibolare e infine dalla propriocezione. Pertanto, ha senso allenarsi anche dall'alto verso il basso, in modo che gli altri due siano riscaldati attraverso il sistema visivo e preparati in modo ottimale per le sollecitazioni successive. Tuttavia, questo non è un obbligo. Può anche accadere che i suoi occhi vengano rapidamente sovraccaricati all'inizio della nuova routine e che il suo corpo reagisca fortemente all'allenamento visivo, ad esempio sotto forma di vertigini o visione offuscata. Quindi, se si sente a disagio, segua la gerarchia dal basso verso l'alto per riscaldare gli occhi. Quindi proceda lentamente e segua i segnali del suo corpo. Il NAT non deve mai causare disagio o dolore.

• Se un giorno, durante un esercizio, percepisce un feedback positivo dal suo cervello, ma il giorno dopo improvvisamente percepisce un feedback negativo, non si arrabbi. Non sta sbagliando nulla nell'allenamento. Queste differenze sono dovute al fatto che le circostanze per il nostro cervello - proprio come per il resto del nostro corpo - variano ogni giorno. Un giorno è in forma smagliante e potrebbe tirare fuori gli alberi, il giorno dopo potrebbe aver dormito male o aver alimentato il suo corpo con pochi nutrienti, con conseguente peggioramento delle prestazioni.

Queste fluttuazioni sono normali. In questi giorni, si concentri semplicemente su altri esercizi che le mostrino di nuovo altri punti deboli - l'allenamento neuroatletico deve essere flessibile e non seguire una sequenza rigida che consiste sempre negli stessi compiti. Dopo tutto, il cervello vuole sempre essere messo alla prova e non solo abituarsi alle influenze.

Vale la pena di eseguire test e ritest con ogni esercizio neuroatletico che desidera includere nel suo allenamento. A integrazione di ciò, è meglio creare una panoramica su cui annotare il rispettivo esercizio, il risultato e la data. Controlli e confronti i suoi appunti a intervalli regolari, ad esempio ogni due settimane. Per una maggiore chiarezza, può anche filmarsi mentre esegue gli esercizi e confrontare la sua postura: non solo sentirà una grande differenza dalla sua percezione del comportamento del corpo, ma sarà anche in grado di vederla chiaramente dall'esterno. In alternativa, può cercare un compagno di allenamento che le presti molta attenzione. Questo non richiede necessariamente l'occhio di un trainer esperto, anche i profani possono spesso riconoscere le differenze quando la osservano.

La maggior parte degli esercizi di allenamento neuroatletico può essere eseguita senza attrezzature, ma sono necessari i seguenti strumenti:

- Un righello, una matita o le dita: per la maggior parte dei compiti, è necessario almeno un punto fisso su cui concentrarsi sempre durante l'esecuzione (il che illustra ancora una volta l'enorme ruolo che i nostri occhi svolgono nel controllo del movimento). Il più comune è una lettera qualsiasi, perché le lettere sono molto più rapide e facili da riconoscere quando la nostra vista si offusca, motivo per cui gli ottici le usano spesso nei test della vista. Può scrivere questa lettera su un righello, una penna o un'unghia. In alternativa, può stamparla su un foglio di carta e attaccarla a una parete, ma le altre opzioni sono solitamente più efficaci. Per regolare la difficoltà, basta aumentare (più facile) o diminuire (più difficile) la lettera.

- Se dopo un po' di tempo desidera integrare metodi più impegnativi nel suo piano di allenamento, le palle da ginnastica o le tavole oscillanti possono aiutarla. Questa creazione intenzionale di una superficie instabile fornisce al suo cervello impressioni completamente nuove e si basa sui progressi precedenti. Tuttavia, deve prima assicurarsi che le sue istanze individuali siano ben allenate e che il sistema nervoso si senta sufficientemente sicuro per affrontare queste nuove situazioni a pieno regime.

- Bande di resistenza. Queste aiutano inoltre il suo cervello a controllare i movimenti.

Ora scelga gli esercizi specifici con cui si sente a suo agio e inizi a fare prove e riprove.

Ecco una panoramica esemplare di come può testare facilmente i singoli sistemi di controllo del movimento:

• **Sistema visivo**: poiché la maggior parte dei nostri input visivi avviene attraverso la periferia, è più sensato utilizzare questo sistema per i test. Trovi un compagno di allenamento che l'aiuti in questo.

Ora esegua un compito specifico in cui è sicuro di sé. Potrebbe trattarsi di fare il giocoliere o di saltare la corda, per esempio. Prima esegua l'esercizio normalmente per un po' di tempo, fino a quando non avrà trovato la sua strada nel movimento. Ora valuti su una scala da 1 a 10 quanto è stato facile per lei eseguire l'esercizio.

Ricominci l'esercizio, perché ora entra in gioco il suo partner, posizionandosi al suo fianco e indicando alternativamente un numero diverso di dita. Continui a concentrarsi completamente sul compito, senza distogliere lo sguardo dalla mano del partner. Durante il percorso, dica ad alta voce i numeri che le vengono mostrati. Faccia una breve pausa dopo 30-60 secondi; il suo partner può ora rimettersi in piedi in modo da avere una buona visuale su di lei. Ora esegua l'esercizio di base un'ultima volta e rivaluti la facilità di esecuzione. Anche il suo partner potrebbe notare un cambiamento e confermare la sua opinione. Prenda nota del risultato.

• Sistema vestibolare: uno dei compiti principali del nostro sistema vestibolare è quello di stabilizzare lo sguardo; l'acutezza visiva deve essere garantita con ogni possibile movimento della testa. Anche in questo caso, cerchi il suo partner, perché può notare l'eventuale battito degli occhi molto più velocemente e chiaramente di lei.

Nel seguente esercizio, verifichiamo l'arco orizzontale ruotando la testa a destra o a sinistra: Per prima cosa ha bisogno della sua lettera, cioè di una penna/regolatore/dito. Ora allunghi un braccio in avanti e tenga la lettera all'altezza dei suoi occhi. Si concentri su di essa e giri la testa in modo tale che entrambi gli occhi possano vedere la lettera. Ora chiuda gli occhi e lentamente (dovrebbero essere necessari circa 5 secondi per il movimento) riporti la testa al centro. Ripeta questo processo da cinque a dieci volte per ogni lato. Se la lettera diventa sfocata, questo indica un deficit nel sistema vestibolare.

• **Sistema propriocettivo**: ci sono molti modi per testare la sua autoconsapevolezza. Prendiamo ad esempio la sua percezione della profondità: l'idea è quella di osservare se può eseguire un determinato movimento in modo comparabile con gli occhi aperti e con quelli chiusi, o se la sua postura muscolare si discosta notevolmente quando l'input visivo viene rimosso. Filmi il movimento o si lasci osservare. Ora allunghi il braccio destro a destra lontano dal corpo, lo porti in alto in modo che sia verticale vicino alla testa e poi in avanti fino a formare un angolo retto con il resto del corpo. Infine, da lì può riportarlo nella posizione iniziale a destra, creando un movimento fluido che è meglio ripetere alcune volte con ciascun braccio. Con gli occhi chiusi, di solito l'aspetto dovrebbe essere molto simile.

Può anche testare la percezione della profondità, ad esempio, stando in piedi di fronte a una parete a una certa distanza, ora si lasci cadere in avanti e si intercetti. Anche con gli occhi chiusi, il suo corpo dovrebbe essere in grado di riconoscere intuitivamente quanto spazio rimane davanti alla parete e quando è necessario allungare le mani per evitare una collisione.

Ora conosce le basi per esplorare il suo sistema nervoso con tutti i suoi punti deboli e anche i suoi punti di forza. Il seguente elenco contiene vari esercizi di allenamento neuroatletico che la aiuteranno a risolvere i suoi deficit e a rafforzare ogni sistema di controllo del movimento.

- **Alleni il suo sistema visivo**:
  - <u>Tracciamento oculare</u>: Utilizzi la sua lettera per aiutarla. Si concentri su di essa, quindi muova il suo strumento a forma di H, cioè in modo lineare. Dal punto di partenza, prima sale, poi scende, poi torna al centro. Poi lo sposti a sinistra o a destra e ripeta il movimento per ottenere la lettera H. Lo faccia alcune volte e intensifichi. Lo faccia alcune volte e intensifichi l'esercizio aumentando la velocità. Tuttavia, deve essere in grado di vedere la lettera in modo nitido in ogni momento. Se si sente a suo agio con questo esercizio, aggiunga dei movimenti circolari: tracci una spirale. Inizi a una breve distanza dal suo viso, poi disegni la spirale sempre più grande e si allontani, o viceversa.

o <u>Sistemazione</u>: oltre alla lettera, trovi un altro oggetto a circa 5-20 metri di distanza da lei. Ora si concentri alternativamente sulla lettera (a volte la tenga così vicina agli occhi da dover strizzare gli occhi) e sull'oggetto sullo sfondo. Un compito simile è consigliato anche alle persone che trascorrono la maggior parte della loro giornata lavorativa davanti a uno schermo: l'esercizio 20:20, in cui si guarda qualcosa a 20 metri di distanza ogni 20 minuti. Uno sguardo più lungo fuori dalla finestra di solito è sufficiente per rilassare gli occhi.

o <u>Fissazione</u>: per questo, stampi o disegni un quadrato su un foglio di carta. È più facile se ogni angolo del quadrato è collegato a ogni altro angolo, cioè se sono visibili anche le linee diagonali. Può anche evidenziare il centro del quadrato. Lo fissi prima di lasciare che lo sguardo vaghi da lì a ogni angolo e segua ogni linea con lo sguardo. In questo modo, allena anche il muscolo oculare, poiché spesso non siamo più abituati a muovere esclusivamente gli occhi. Ad esempio, se vogliamo guardare il nostro cellulare, incliniamo la testa anziché abbassare lo sguardo e riduciamo al minimo il lavoro effettivo degli occhi. Questo è particolarmente importante per le persone che indossano gli occhiali, per uscire ogni tanto da questa 'gabbia' che gli occhiali rappresentano per il nostro campo visivo.

o <u>Salti mortali</u>: ora ha bisogno di due ausili con delle lettere. La lettera deve essere la stessa e devono anche essere della stessa dimensione. Ora tenga uno strumento in ogni mano e allunghi le braccia. Dovrebbero quindi trovarsi ad un angolo di 45° l'uno rispetto all'altro, con le lettere all'altezza degli occhi. Lo sguardo inizialmente è diretto in avanti, cioè tra i punti fissi. Ora guardi a sinistra, si concentri sulla lettera e poi passi all'altra. La testa rimane sempre dritta e non si muove. Ripeta questa operazione più volte e si senta libero di sperimentare la velocità - ma anche in questo caso, il motto è che la lettera deve essere a fuoco prima di continuare.

o Il suo sistema visivo può essere allenato anche <u>attivando il VOR</u>, il riflesso vestibolo-oculare. Scoprirà come funziona esattamente nel prossimo punto.

- **Esercizi per il sistema** vestibolare:

o <u>Camminata dell'infinito</u>: per farlo, cammini intorno al segno dell'infinito o ad un 8. Può delimitare questo punto con due oggetti qualsiasi, ad esempio due palline, che poi girerà alternativamente. Ora cerchi un punto fisso all'altezza degli occhi; questo può essere direttamente nella sua linea visiva o a lato di lei, in modo da dover camminare lateralmente. Per prima cosa, cerchi di fissare questo punto mentre cammina l'8, senza guardare la sua andatura o commettere errori. Per aumentare, può passare dalla camminata al jogging o alla corsa, palleggiando una palla o anche correndo all'indietro. Tuttavia, poiché questo esercizio non è generalmente facile, dovrebbe iniziare lentamente.

o <u>Stimolare gli organi maculari</u>: per farlo, collochi una lettera all'altezza degli occhi, la sua distanza da essa deve essere di un braccio. La fissi in posizione e la faccia oscillare su e giù. Inizi con una posizione neutra della testa, lo sguardo è diretto in avanti. Per raggiungere completamente il sacculo e l'utricolo, deve accelerare la testa in modo lineare. Per farlo, ora giri la testa a destra e a sinistra, mantenendo gli occhi sulla lettera come sempre. Poi la giri di nuovo in avanti e porti il mento leggermente verso il petto. L'oscillazione con la testa iperestesa, cioè inclinata verso l'alto, deve essere fatta alla fine, perché questa iperestensione sottopone il sistema nervoso a un ulteriore stress. Lo integri nel suo allenamento solo se i movimenti precedenti possono essere eseguiti in modo sicuro e senza problemi.

Se vuole far lavorare il suo sistema vestibolare ancora di più, elimini gli stimoli visivi ripetendo gli esercizi con gli occhi chiusi.

o <u>Non dimentichi gli archi</u>: ora stenda le braccia con un angolo di 45°, con i pollici rivolti verso l'alto. Questi le serviranno di nuovo come punti fissi tra un attimo. Tiri il mento leggermente verso il petto, fissi un pollice e poi sposti la testa verso l'altro ogni secondo (a patto che venga riconosciuto in modo netto in un secondo). Il movimento della testa in questo caso deve essere eseguito rapidamente, poiché il sistema vestibolare risponde al cambiamento di velocità. Lo faccia per 15-20 volte per lato.

La rotazione della testa attiva le arcate. Per coprire tutte e 3 le arcate, può tenere un braccio più alto dell'altro e quindi allenare anche la diagonale. Ripeta anche questo con ogni lato.

o In piedi, il punto fisso deve essere all'altezza degli occhi. Lo fissi e ora inclini la testa alternativamente da davanti a dietro, senza rilasciare lo sguardo. Se la lettera non può essere tenuta ferma, ne provi una più grande. L'iperestensione della testa può di nuovo causare problemi, ecco perché dovrebbe eseguire l'esercizio solo a riposo e non prima di un ulteriore allenamento fisico. Se si sente male o non sta bene, continui lentamente e con attenzione o abbandoni l'esercizio per il momento.

o Può anche prendere in mano il suo ausilio e fissarlo a distanza di un braccio, camminando in avanti o all'indietro.

• **Promuovere la propriocezione:**

Questo è probabilmente il sistema più facile da allenare, perché viene stimolato da ogni singolo movimento. Alcuni esempi di questo sistema sono:

o <u>Riscaldamento sensoriale</u>: l'obiettivo è innescare i meccanorecettori sulla nostra pelle. Si può ottenere questo risultato, ad esempio, facendo rotolare l'intero corpo su un rullo a fascia. Questo movimento di rotolamento sui singoli muscoli, ossa e articolazioni aiuta il cervello a registrare la loro posizione in relazione l'uno all'altro in modo più mirato, il che è anche un aiuto molto efficace per una sessione di allenamento imminente: Esegua prima un test e un retesting con qualsiasi esercizio di stretching. Il rotolamento intermedio aumenta il senso di sicurezza del suo sistema nervoso, che a sua volta aumenta la tolleranza al dolore e allo stretching. Di conseguenza, sarà in grado di mantenere l'allungamento più a lungo e più in profondità rispetto a prima.

o <u>Camminare a piedi nudi nella sabbia</u>: in questo modo il suo corpo si allenerà ad adattarsi a questa superficie nuova e ancora relativamente sconosciuta. Ora deve sviluppare un nuovo senso di stabilità ed equilibrio, in modo da poter camminare in sicurezza.

o <u>Camminare con gli occhi chiusi</u>: a causa della mancanza di input visivi, ora dipende dalla sua percezione della profondità. Provi a camminare lungo una linea retta. Porti con sé un compagno di allenamento che possa valutare i risultati.

o <u>Allenamento della stabilità</u>: ricorra ad esercizi con un braccio o una gamba sola. Può trattarsi di un Plank in cui estende un braccio lateralmente dopo essersi girato in stabilità, costringendola a usare l'altro braccio per mantenersi stabile e regolare il centro di gravità del corpo. Altri esempi sono i Pistol Squat, gli equilibri in piedi o i Glute Bridges a una gamba.

o <u>Utilizzare la resistenza</u>: se dispone di bande di resistenza, può utilizzarle anche per migliorare la sua autoconsapevolezza. Per esempio, fissi la fascia sotto un piede e poi la allunghi sulla spalla dello stesso lato. Ora esegua alcuni squat lentamente e con concentrazione. L'allungamento della fascia e la trazione aggiuntiva imporranno una maggiore richiesta di controllo del movimento rispetto all'esecuzione libera dell'esercizio. La fascia la guida, mentre il cervelletto controlla il movimento in ogni momento per evitare lesioni. Proceda lentamente, lasciando che il suo sistema nervoso registri che non c'è alcun pericolo. In questo modo può abituarsi all'esecuzione corretta e in seguito, se esclude la fascia, rischia meno di diventare instabile o di assumere una cattiva postura.

Per migliorare la propriocezione, si raccomanda anche di allenare le mani in modo specifico:

1. Esegua la cosiddetta <u>onda di flessione</u>:

Angoli un braccio davanti al suo corpo, l'avambraccio deve essere perpendicolare e parallelo al busto e il pollice rivolto verso di lei, in modo da poter vedere la mano di lato. All'inizio la mantenga rigida e inizi ad arricciare le dita lentamente, arto per arto. Quando la punta delle dita tocca il palmo della mano (questo dovrebbe accadere circa alla base delle dita), cerchi di mantenere il contatto con esso. Non arricci le dita ulteriormente, non vuole fare un pugno, ma accarezzi le punte verso il basso lungo il palmo. Una volta raggiunto il punto più basso, porti le dita in avanti lontano dalla mano, le pieghi verso l'alto con un movimento ampio e le riporti alla posizione iniziale. Eseguito rapidamente, il movimento assomiglia a un'onda, da cui il nome appropriato. Le prime volte potrebbe essere un po' difficile e scomodo, ma si abituerà e a sua volta otterrà una migliore sensibilità per le sue dita.

2. <u>Onda di estensione:</u> funziona come l'Onda di flessione, ma al contrario. Inizia con la stessa posizione del braccio, con la punta delle dita che toccano il palmo della mano sul bordo inferiore. Ora li lasci scivolare verso l'alto e cerchi di mantenere il contatto con il palmo il più a lungo possibile.

3. I due esercizi precedenti possono essere eseguiti anche con il <u>pollice.</u> Lo allontani dalla mano con un angolo di 90 gradi, poi lo curvi e lo guidi lentamente lungo il palmo della mano prima di portarlo nuovamente in avanti. Il pollice dovrebbe lasciare il palmo all'incirca all'altezza del mignolo. Per l'Onda di estensione, è sufficiente eseguire nuovamente questo movimento all'indietro.

4. <u>Mobilitare le dita</u>: per farlo, stenda la mano orizzontalmente davanti a sé e allarghi le dita. Può iniziare con qualsiasi dito, ma si consiglia l'indice. Ora lo tocchi sul lato superiore e inferiore con il pollice e l'indice dell'altra mano e cerchi l'articolazione che collega il dito alla mano.

Non si trova direttamente sulla nocca, ma un po' più in basso verso il palmo. Muova il dito da allenare su e giù, noterà chiaramente dove si trova esattamente. Ora fissi l'articolazione con il pollice e l'indice, perché vuole assicurarsi che i movimenti successivi abbiano origine da essa e la mobilitino ulteriormente. All'inizio, muova il dito fisso in modo lineare, da sinistra a destra o dall'alto in basso. Se questo non le crea problemi, allora disegni dei piccoli cerchi. Ripeta questi esercizi più volte e in tutte le direzioni, passando da un dito all'altro.

Questi esercizi aiutano il cervello a imparare a controllare meglio le singole dita in modo isolato l'una dall'altra. I movimenti futuri che si concentrano sulle nostre mani diventano più prevedibili (ad esempio, fare una verticale o passare una palla). Nella vita di tutti i giorni, la maggior parte dell'attenzione si concentra solo sul pollice e sull'indice, quindi allenare le altre dita può darle una spinta in più nelle prestazioni.

Come già detto, questo elenco non è esaustivo, ma contiene i compiti più importanti di cui ha bisogno per iniziare la sua formazione.

Piano di 10 settimane per integrare in modo ottimale l'allenamento neuroatletico nella sua vita quotidiana.

Mettere insieme la routine migliore per lei tra questi numerosi esercizi e pensare già all'inizio a tutto ciò che è importante non è facile e richiede una visione d'insieme precisa. Il seguente piano di 10 settimane dovrebbe servirle come struttura di base per iniziare e aiutarla a concentrarsi completamente sugli esercizi.

Poiché ogni persona ha un profilo neurologico diverso e di conseguenza esigenze diverse, è necessario adattare un po' il piano per ottenere il risultato migliore per lei. Per questo motivo è il più generale possibile e prende in considerazione tutte le istanze che controllano il movimento allo stesso modo. Tuttavia, l'adattamento non dovrebbe essere un problema, grazie ai test e ai ritest spiegati in precedenza. Aggiunga semplicemente al piano gli esercizi di cui beneficerà maggiormente.

Al termine delle 10 settimane, si sentirà molto più sicuro nell'uso dell'allenamento neuroatletico e potrà decidere se sentirsi pronto per gli esercizi più impegnativi con l'allenamento dell'equilibrio integrato o se continuare ad allenarsi senza attrezzature.

- *Settimana 1 - Preparazione*

Nella prima settimana, l'attenzione non è ancora rivolta all'allenamento in sé, ma alla preparazione ottimale. È meglio stilare una lista di controllo per non perdere la visione d'insieme. Avrà bisogno di:

1. Il suo <u>strumento personale</u> con la lettera che servirà come punto di riferimento visivo durante la maggior parte degli esercizi. Se preferisce usare un righello o una penna invece di scrivere sulle unghie, prepari in anticipo diversi strumenti e lettere di dimensioni diverse, in modo da poter regolare la difficoltà se necessario.

2. Una <u>fotocamera (cellulare) o il suo compagno di allenamento che sia a sua disposizione</u> per qualche minuto al giorno.

3. <u>Scarpe robuste</u>. Le normali scarpe sportive sono perfettamente adeguate. Si assicuri di avere un appoggio il più sicuro possibile, soprattutto all'inizio dell'allenamento, in modo da poter avere un'impressione imparziale delle sue capacità durante i test.

4. <u>Vestiti larghi</u>. Poiché potrebbe voler eseguire movimenti con un raggio più ampio, i suoi vestiti non devono costringerla.

5. Il suo <u>diario di allenamento</u> personale. Crei una panoramica dei suoi progressi e documenti il suo allenamento in modo dettagliato. Dove e come lo fa non ha importanza, l'importante è che lo abbia rapidamente a portata di mano e che sia ben strutturato.

6. <u>Rifletta</u> sulle sue abitudini precedenti. Sta forse mangiando in modo troppo sbilanciato, è costantemente stressato e si sta trascurando? Poi trovi alcune ricette deliziose e salutari, prenda nota degli ingredienti sulla sua lista della spesa e cerchi di promuovere la sua salute mentale passo dopo passo.

7. <u>Crei degli orari di allenamento</u>. La sua agenda è piena di impegni e non riesce a trovare una mezz'ora coerente per completare i suoi esercizi? Allora divida le sessioni, ma mantenga una visione d'insieme. Sarebbe una buona idea porsi l'obiettivo di allenarsi per 5 minuti ogni 1,5 ore, fino a raggiungere il tempo totale. Se necessario, lasci che sia il

suo telefono a ricordarglielo, se questo si perde nello stress della vita quotidiana. Alcuni compiti possono essere svolti perfettamente anche dalla scrivania (come l'esercizio 20:20 menzionato in precedenza) e inoltre la aiutano a spegnere brevemente e a riposare gli occhi.

• *Settimana 2 - Ingresso*

In modo ottimale, ora ha tutto insieme e si sente in forma, quindi può finalmente iniziare.

Prenda lentamente confidenza con l'esecuzione dell'allenamento neuroatletico e inizi a mettersi alla prova. Tuttavia, non si sforzi troppo e soprattutto non si lasci stressare. Sta iniziando a conoscere il suo sistema nervoso in modo concreto, quindi è chiaro che non sarà in grado di riconoscere e classificare immediatamente ogni singola connessione. Svilupperà una sensibilità per questo con il tempo; dopo tutto, nessun maestro è ancora caduto dal cielo.

Può puntare ad almeno 3-5 minuti per un esercizio, motivo per cui non dovrebbe fare più di 10 test al giorno, per non sovraccaricare il cervello.

Partendo dal sistema visivo, cioè seguendo la gerarchia originale, la sua sequenza di addestramento potrebbe assomigliare a questa:

○ **Sistema visivo**:

* <u>Due test della periferia</u>: insieme al suo partner di allenamento, esegua l'esercizio descritto in precedenza, in cui il partner le mostra un numero variabile delle sue dita mentre esegue un altro compito. Poi può eseguire il cosiddetto 'bunny drill'. In questo caso, il partner si posiziona dietro di lei, mostra delle orecchie da coniglio con le mani e poi le lascia saltellare accanto alla sua testa da dietro a davanti nel suo campo visivo. Il campo visivo è diviso in quattro quadranti (in alto a sinistra e a destra, in basso a sinistra e a destra), che vengono lavorati uno dopo l'altro. Non appena vede il coniglietto, dica "Hepp" ad alta voce, in modo che il suo partner lo sappia. Se questo test rivela deficit significativi in uno dei quadranti, si rivolga a un medico. Questo potrebbe essere dovuto a una malattia più grave che non può essere curata con il semplice allenamento neuro atletico.

* <u>Un test del campo visivo nitido</u>: prenda in mano la sua lettera, la tenga all'altezza degli occhi e la fissi. Ora, alternativamente, la avvicini agli occhi in modo da dover strizzare gli occhi e

poi la allontani di nuovo. Questa operazione può essere ripetuta anche coprendo un occhio alla volta e valutando così ogni lato separatamente.

- ○ **Sistema vestibolare**:
  - ▪ Lavora qui attraverso i <u>movimenti di oscillazione</u>: Si concentri sulla lettera mentre si muove su e giù. Può rivolgersi ai vari componenti del suo organo vestibolare (cioè gli organi maculari e i dotti arcuati) attraverso diversi movimenti e rotazioni della testa. Quindi inclini la testa di lato, tiri il mento verso il petto o giri leggermente la testa. Si senta libero di variare un po', ma usi ugualmente entrambi i lati della testa. Non dimentichi: Le orecchie hanno un organo di peso uguale che deve essere sostenuto di conseguenza.

- ○ **La propriocezione**:
  - ▪ Esegua <u>tre test di movimento</u> alternando occhi aperti e chiusi e si faccia osservare dal suo partner. Poiché la nostra propriocezione è stimolata da ogni singolo movimento, può scegliere liberamente quando eseguire il test.

Alla fine della settimana 2 dovrebbe avere una panoramica approssimativa di dove si trovano i suoi deficit. Ne prenda nota e ne tenga conto nella futura selezione degli esercizi e nella loro ponderazione durante l'allenamento. Non è necessario mantenere la divisione 3/3/3, è solo importante che non trascuri nessun sistema.

• *Settimana 3 - Inizio della formazione*

Ora è il momento di iniziare l'addestramento vero e proprio. Esegua ogni giorno un breve test per determinare i requisiti individuali. Tuttavia, non dedichi troppo tempo a questo, perché ora vuole concentrarsi sulla promozione dei sistemi con e l'allenamento non deve essere inutilmente prolungato - dopo tutto, non vuole sovraccaricare il suo cervello.

Ripeta gli esercizi secondo la gerarchia dall'alto verso il basso o viceversa.

Prima di iniziare l'allenamento, registrare 5 esercizi per sistema. Poi scelga 3 esercizi da fare ogni giorno. Non è necessario variare ogni giorno, ma è consigliabile aggiungere ogni tanto un nuovo stimolo a cui il cervello deve abituarsi - questo lo mantiene vigile.

• *Settimana 4, 5 e 6 - Fase di allenamento:*

Dopo aver familiarizzato con l'allenamento neuroatletico nella settimana 3, ora inizia la fase in cui potrà allenarsi senza restrizioni. Continui a seguire il suo piano di allenamento precedente, completi diligentemente il suo diario di allenamento e impari a conoscere meglio il suo corpo.

Scelga 2 nuovi esercizi a settimana dalla panoramica dei tanti esercizi diversi che integra di tanto in tanto nel suo allenamento. Non lasci che diventi monotono e sfidi consapevolmente se stesso, per questo ha bisogno di nuovi stimoli.

Se non lo sta già facendo, inserisca nel suo programma sportivo anche esercizi di coordinazione, stabilità o stretching. Anche un leggero allenamento di forza ha un effetto positivo sullo sviluppo: Se il nostro cervello sta imparando a dare il via libera alle prestazioni complete su base più regolare, ha senso integrare questo con un aumento della forza complessiva.

Se sta già praticando un altro sport, cerchi di mantenere il livello in questo periodo. È ancora troppo presto per fare grandi balzi. Si limiti a consolidare la sua conoscenza della neuroatletica e a dare al suo sistema nervoso il tempo di adattarsi e di correggere i deficit passo dopo passo - i risultati saranno ancora migliori in poche settimane.

• *Settimana 7 e 8 - Rapporto intermedio*

Ora ha allenato con successo il suo sistema nervoso negli ultimi 1,5 mesi e spero che abbia già notato uno o due piccoli successi. Ora prenda la sua agenda e si prenda consapevolmente il tempo di tornare all'inizio. Quali differenze nota? Quanto ha fatto finora? Si senta libero di annotare anche questo, perché, per quanto piccolo possa essere il progresso, questo la motiverà a continuare.

Per il suo sport (se esiste), ora può iniziare a spingersi oltre i suoi limiti. Assuma un peso maggiore, osi provare nuovi schemi di movimento o utilizzi un percorso di corsa diverso che includa un terreno più irregolare o anche pendenze e discese. Tenga d'occhio la reazione del suo corpo.

Come complemento ai suoi sforzi di allenamento e di salute mentale, perché non fare un'escursione nel bosco ed esplorare la natura di tanto in tanto? Le numerose nuove impressioni e richieste, oltre al bellissimo panorama, metteranno alla prova tutti i sistemi di controllo del movimento, regalandole un doppio successo.

Continui a fare i suoi esercizi e guardi al futuro con

motivazione.

• *Settimana 9 - Quasi* avanzata

Ora che si è già abituato alla routine di allenamento, è il momento di incorporare anche alcuni piccoli stimoli nella sua normale vita quotidiana, per aiutarla a svilupparsi.

L'allenamento propriocettivo è ideale per questo:

Si metta più spesso in piedi su una gamba sola o sfidi a stare in equilibrio su un asciugamano arrotolato per tutta la durata della pulizia dei denti. Anche un'onda di flessione è veloce da fare. Ora eserciti regolarmente anche le mani, imparando una verticale. Sviluppi la forza della presa.

Forse può anche entusiasmarsi per nuovi compiti faticosi: perché non provare a stare in equilibrio su una slackline tra due alberi senza cadere?

Inoltre, si senta libero di considerare quali esercizi possono ancora sostenere il suo sistema nervoso senza guardare la panoramica. A questo punto ha sviluppato un'idea di ciò di cui il suo sistema nervoso ha bisogno, di come funzionano i singoli compiti e di quali obiettivi si prefiggono. Quindi si senta libero di sviluppare il suo esercizio personale, perché finché la avvicina al suo obiettivo, non ci sono limiti alla sua creatività.

- *Settimana 10 - Da principiante a esperto*

Ora ha raggiunto la fine di questo piano e ha gettato le basi per il futuro successo sportivo e per una formazione completa.

Ora riprenda il suo diario e sia orgoglioso di ciò che ha già raggiunto. Rifletta se ha ancora dei deficit precedenti e si chieda quale sia la sua attenzione ora. Se vuole continuare a sradicare i suoi punti deboli, si concentri sugli esercizi di rivalutazione come prima. Si tratta di quelli in cui ha notato, durante le prove e le ripetizioni, che ha difficoltà a eseguire e che la influenzano negativamente. Se ha già allenato il suo sistema nervoso così bene da raggiungere un buon livello generale, e vuole anche ottenere nuovi successi nel suo sport preferito, sposti l'allenamento neuroatletico nel periodo immediatamente precedente l'attività sportiva. Dovrebbe anche utilizzare esercizi ad alta prestazione: È stato dimostrato che questi esercizi migliorano notevolmente il controllo dei movimenti quando vengono testati. La aiuteranno a costruire sui progressi precedenti e a portare le sue prestazioni a un nuovo livello.

Le ultime 10 settimane dovrebbero aver cambiato completamente il suo modo di sentirsi: Si sente più energico, più sicuro nei suoi movimenti e più utilizzato. Si spera che stia meglio sia mentalmente che fisicamente e che abbia preso gusto a questo stile di vita più sano.

Non molli la presa e si alleni in futuro con la stessa meticolosità di prima, per continuare a vivere in armonia ottimale con il suo sistema nervoso. Si sfidi regolarmente e metta alla prova i suoi nuovi limiti - quelli vecchi li ha lasciati alle spalle da tempo.

Ora si goda la sua nuova vita e guardi a tutto ciò che verrà.

www.ingramcontent.com/pod-product-compliance
Lightning Source LLC
Chambersburg PA
CBHW031443130726
47989CB00003B/1274